DE
LA TUBERCULOSE
DE LA
GLANDE THYROÏDE

PAR

Le Dr Trifon IVANOFF

LYON

A. REY, IMPRIMEUR-ÉDITEUR DE L'UNIVERSITÉ

4, RUE GENTIL, 4

18[illegible]

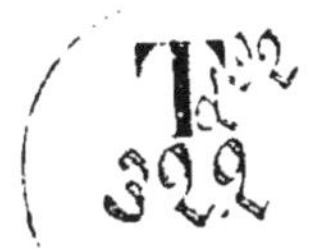

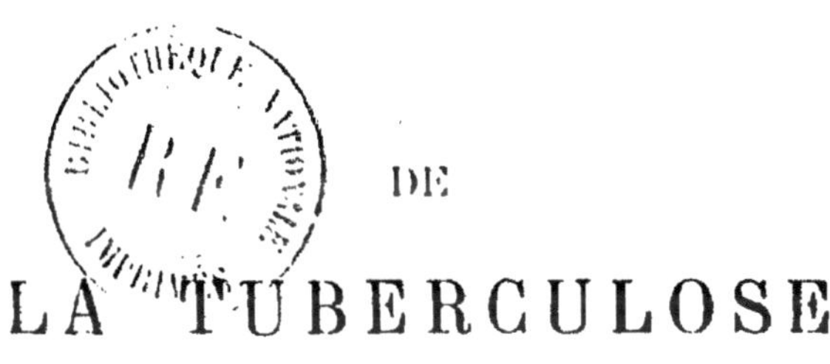

DE

LA TUBERCULOSE

DE

LA GLANDE THYROÏDE

DE

LA TUBERCULOSE

DE LA

GLANDE THYROÏDE

PAR

Le Dr Trifon IVANOFF

LYON

A. REY, IMPRIMEUR-ÉDITEUR DE L'UNIVERSITÉ

4, RUE GENTIL, 4

—

1899

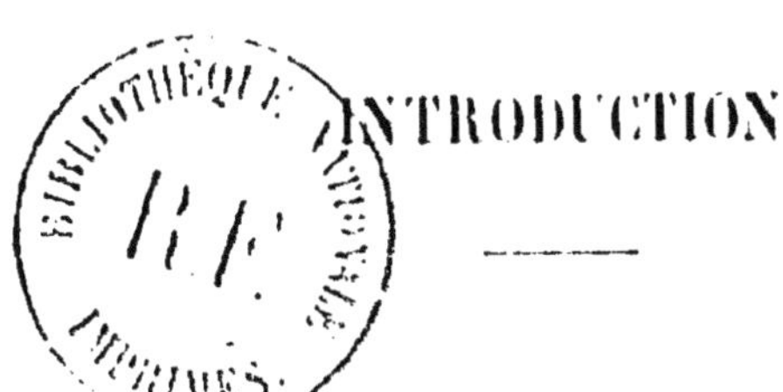

INTRODUCTION

Il est peu de questions en chirurgie qui aient été aussi délaissées que celle de la tuberculose de la glande thyroïde.

On s'est beaucoup occupé de toutes les maladies de la glande thyroïde sauf de la tuberculose de cet organe, à cause de la rareté de cette affection.

L'histoire de cette maladie ne date que de peu de temps et on doit à la découverte du bacille de Koch une étude plus approfondie et plus exacte de cette question.

Nous voyons alors paraître les travaux de Fraenkel et de Weigert, qui résument toute l'histoire de la tuberculose de la glande thyroïde.

C'est à partir de ce moment que l'on peut décrire deux processus différents dans l'évolution de la tuberculose de la glande thyroïde : une tuberculose primitive, affection purement localisée et excessivement rare ; une tuberculose secondaire consécutive à une tuberculose miliaire aiguë, et que l'on ne constate le plus souvent qu'à l'autopsie.

Rencontrant dans le service de notre savant Maître, M. le professeur Poncet, un malade présentant tous les symptômes d'une tuberculose primitive de la glande thyroïde, nous avons cru bien faire, sur les conseils de notre Maître, d'en faire le sujet de notre thèse inaugurale et d'ajouter ainsi une observation nouvelle à celles bien peu nombreuses encore publiées sur cette affection.

Nous n'aurons pas la prétention de mettre définitivement cette étude au point, obligé que nous avons été de chercher dans la littérature allemande le peu de renseignements publiés sur ce genre d'affection.

Nous tenons, à la fin de nos études médicales, à exprimer respectueusement nos sentiments de vive gratitude à notre savant et honoré Maître, M. le professeur A. Poncet, pour l'honneur qu'il nous a fait en nous confiant ce sujet de thèse et pour avoir daigné en accepter la présidence.

Nous n'oublierons pas non plus ses savantes leçons cliniques et nous serons toujours fier de nous dire son élève lorsque nous aurons quitté ce bon pays de France.

Nous remercions aussi vivement notre jeune maître, M. le professeur agrégé Bérard, à l'obligeance duquel nous devons l'observation qui fait le sujet de notre thèse.

Nous nous faisons enfin, au terme de nos études, un agréable devoir de remercier bien vivement tous nos maîtres de l'Université de Lyon qui ont contribué à former notre éducation médicale.

Pour la clarté de cette étude, nous avons divisé ainsi notre travail :

1° Historique ;

2° Anatomie pathologique ;

3° Symptômes et diagnostic (le traitement prendra une place très restreinte);

5° Observations.

DE LA TUBERCULOSE DE LA GLANDE THYROÏDE

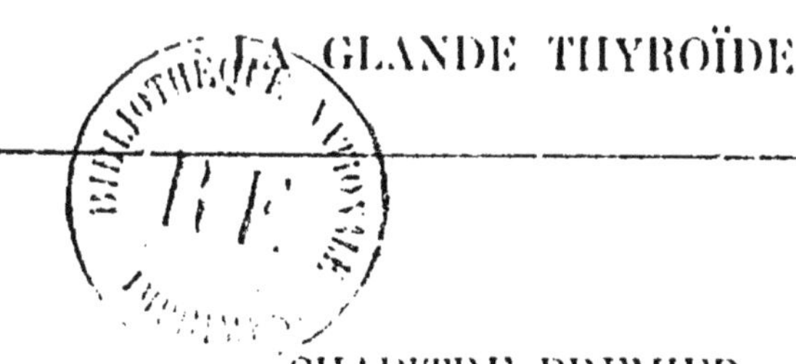

CHAPITRE PREMIER

HISTORIQUE

La glande thyroïde, jusqu'à ces derniers temps, d'après les observations et d'après la littérature qui la concerne, était douée d'une plus ou moins grande immunité contre la tuberculose. On n'a qu'à citer l'exemple de Virchow, dont le nom seul est une garantie d'exactitude. Au commencement de l'année 1860, il s'exprime ainsi dans son œuvre célèbre « les tumeurs » *(Geschwülst, II)* :

« Ainsi, aucun organe n'est si peu disposé à la formation de la tuberculose que la glande thyroïde. Mon expérience personnelle m'a certainement montré que la tuberculose même dudit organe peut exister, mais c'est une extrême rareté et habituellement, dans ces cas, il s'agit d'une infection de voisinage comme dans les muscles » *(loc. cit.*, III, p. 63). « Il s'ensuit cependant que la glande thyroïde n'a presque aucune tendance à prendre la tuberculose et on peut assigner à cet organe une espèce d'exclusion pour le bacille de Koch. » D'autre part, dans une remarque sur ce passage, il dit : « Dernièrement, nous avons eu deux cas de tuberculose miliaire très prononcée de la glande thyroïde, cependant sans augmentation du volume de l'organe ; les deux cas dans une tuberculose généralisée. »

Suivant les paroles de Virchow qui, surtout, a fait de nombreux travaux sur la glande thyroïde, on peut juger quelle était l'opinion générale sur l'existence de cette tuberculose. Depuis, des recherches ont été faites et on est arrivé à penser que la tuberculose de la glande thyroïde a aussi bien le droit d'existence que dans n'importe quel organe.

En nous rapportant à l'ordre chronologique, la première observation et la plus ancienne est celle d'Albers (*Rhein. Monatsschr.*, 1897), suivant Förster qui en nie l'authenticité. Ensuite vient le cas de Lebert, cité encore par Förster, qui ne croit pas encore d'une manière certaine, à cette observation. D'après Chiari, nous pouvons mentionner les auteurs suivants, qui ont les mêmes opinions : Herschl, Cruvelhier (*Traité d'anat. path. générale*, 1862, p. 795), Wagner, Birch-Hirschfeld (*Path. anat.*, 1878) et Rokitansky (*Lehrb. d. path. Anath.*, 1861, p. 115) dit même que : « la tuberculose de la glande thyroïde ne se trouve pas. »

Quoique la première observation, considérée comme certaine, soit due à Lebert, c'est Conheim qui a eu le mérite de nous avoir donné la preuve que la tuberculose de la glande thyroïde se rencontre bien plus souvent qu'on ne l'admettait généralement jusqu'alors. Conheim, dans son travail bien connu « sur la tuberculose de la choroïde » (*Archives de Virchow*, v. 39) dit : « Les observations citées plus haut montrent que la glande thyroïde n'a nullement cette immunité pour la tuberculose qu'on lui attribuait depuis les temps anciens ; de plus, il me semble que ces huit observations me permettent de conclure que dans la tuberculose miliaire, la choroïde et la glande thyroïde sont généralement attaquées ensemble.

Chiari, dans son travail paru en 1878, sur la tuberculose de la glande thyroïde, arrive aussi à ce résultat, que la tuberculose de la glande thyroïde est loin d'être rare et donne comme argument sept cas que nous publions plus loin. Dans ce même travail, il s'occupe de la genèse du tubercule dans la glande thyroïde. Il constate aussi que les cas de tuberculose thyroïdienne se rencontrent dans les tuberculoses aiguës, ou chroniques généralisées.

Il ne faut pas perdre de vue que, jusqu'à ces derniers temps, on n'a pas parlé de tuberculose thyroïdienne primitive. En effet, dans toute la littérature, on ne parle que de quelques observations de ce genre, notamment celle de Wölfler, Schwartz et une de Weigert qui ne paraît pas être bien certaine.

CHAPITRE II

ANATOMIE PATHOLOGIQUE

Avant qu'il nous soit permis d'entrer dans quelques détails sur les caractères microscopiques de la glande thyroïde, nous dirons quelques mots d'anatomie pathologique générale de l'élément primitif de la tuberculose, c'est-à-dire le follicule de Köster.

D'une façon générale les productions tuberculeuses, quel que soit leur aspect macroscopique, sont caractérisées histologiquement par la présence de granulations tuberculeuses élémentaires ou *follicules de Köster*. Ce follicule a la constitution suivante : Au centre, il y a une cellule volumineuse dont les dimensions sont variables, avec plusieurs noyaux et dont le centre est souvent dégénéré ; c'est ce qu'on appelle la *cellule géante*. Autour d'elle il y a une couronne de cellules allongées et rappelant par leur aspect les cellules épithéliales ; d'où le nom de cellules épithélioïdes ; il y a encore plusieurs rangées de cellules rondes, petites, tassées les unes contre les autres — cellules embryonnaires qui se continuent insensiblement avec le tissu sain environnant. Tout cet ensemble cellulaire qui constitue des follicules tuberculeux est réuni par un stroma fibrillaire analogue au tissu réticulé ou adénoïde (Collet).

Mais sur la morphologie du follicule tuberculeux il existe plusieurs opinions : les uns, avec Baumgarten, disent que, lorsque le bacille est apporté au sein d'un tissu, les cellules fixes de ce tissu entrent en prolifération, leurs noyaux présentent un processus de karyokinèse; les autres disent que les éléments fixes des tissus ne sont pas seuls à prendre part à cette multiplication, mais que les leucocytes y entrent pour une grande partie. Donc, les cellules épithélioïdes auraient une origine mixte (Collet).

Quant aux cellules géantes, on les a considérées comme dérivant des leucocytes, dont les noyaux se multiplieraient sans division de protoplasma, ce qui aboutit à la formation d'une cellule à noyaux multiples ; d'autres les ont considérées comme le résultat d'une fusion de plusieurs leucocytes ou comme des cellules vasoformatives. Dans quelques cas elles ont paru provenir des cellules endothéliales lymphatiques ou par prolifération. En général, les cellules géantes contiennent des bacilles disséminés : ceux qui occupent le centre sont difficiles à colorer et que Metchnikoff considère comme des bacilles digérés ou altérés par la cellule géante ; la cellule géante engloberait donc les bacilles et ce serait un phagocyte. Nous verrons ailleurs l'opinion de Fraenkel et Weigert sur le rapport qui existe entre la présence des bacilles et celle des cellules géantes.

Jusqu'ici nous savons comment est constitué le follicule de Köster, mais ce follicule ou granulation élémentaire se groupe de diverses façons pour constituer les lésions tuberculeuses : granulations miliaires ou grises, le tubercule et l'infiltration tuberculeuse. La granulation miliaire ou grise est formée par un groupement de plusieurs follicules : ces granulations, de la grosseur d'un grain de millet, sont disséminées dans les différents organes et constituent ce qu'on appelle la tuberculose aiguë généralisée ou granulie. Le tubercule est une agglomération de follicules beaucoup plus considérable formant une petite masse, dont le centre dégénéré et caséeux est entouré d'une couronne de cellules géantes et la périphérie est composée de cellules embryonnaires. (Collet, *Précis de Path. interne.)* Ces tubercules peuvent avoir même la grosseur d'une noix.

L'infiltration tuberculeuse est constituée dans l'envahissement d'un tissu, par des follicules tuberculeux réunis entre eux par des amas de cellules embryonnaires ; en somme, c'est une infiltration en nappe continue et non un semis de tubercules séparés par du tissu sain.

Le tubercule tend à s'accroître par sa partie périphérique, tandis que sa partie centrale dégénérée subit la caséification. Les cellules géantes épithélioïdes deviennent moins colorables par les réactifs ; elles prennent un aspect homogène transparent et vitreux; elles se fusionnent de façon à former une masse parsemée de craquelures irrégulières. Dans un second stade, cette masse vitreuse devient opaque, les noyaux disparaissent, toute trace de corps cellulaire a disparu; le centre du tubercule n'est plus qu'une substance molle, jaunâtre, analogue à du caseum (dégénérescence caséeuse). Et cette masse caséeuse est succeptible de se ramollir et de former un magma qui s'évacue facilement au dehors, comme on le voit dans les cavernes pulmonaires. La caséification et le ramollissement gagnent de proche en proche. Mais le tubercule est capable aussi de subir une autre évolution; pendant que son centre se caséifie, sa périphérie subit la transformation fibreuse; il se produit de la sorte un travail d'enkystement, le tubercule est réduit à un nodule dur et fibreux, le caseum se résorbe ou devient une masse crétacée.

En somme, le tubercule peut subir deux évolutions bien différentes : fibreuse ou caséeuse. Lorsque la première l'emporte sur la seconde on assiste à la guérison des lésions, à leur cicatrisation.

Jusqu'ici nous avons fait un exposé très court de l'élément primitif de la tuberculose. Pour aborder une étude macroscopique de la tuberculose de la glande thyroïde, nous avons consulté quelques travaux faits en Allemagne.

Presque tous les auteurs sont d'accord aujourd'hui sur ce point que la tuberculose de la glande thyroïde la plus fréquente est celle qui est consécutive à la tuberculose miliaire; sur 100 cas, Chiari en a trouvé 7; elle est plus rare dans la tuberculose chronique. *Ziegler* dans son *Manuel d'anatomie pathologique spécial*(1885) dit : « Les inflamations tuberculeuses de la glande thyroïde sont rares et se manifestent sous les mêmes formes que dans les autres organes. Dans ces circonstances, il nous semble qu'il est utile d'attirer l'attention sur l'étude renouvelée de la question de la tuberculose de la glande thyroïde, d'autant plus que depuis la découverte du bacille de Koch on n'a aucune communication à ce sujet.

Quoiqu'il s'agisse ici d'une tuberculose primitive probable, nous avons en vue de faire une étude d'ensemble, car, au point de vue anatomie pathologique, la différence entre la forme miliaire et la forme chronique n'est pas grande; il s'agit toujours de l'élément primitif — le follicule pris dans toutes ses formes de groupement. Toutefois comme nous le ferons remarquer plus loin, l'importance serait grande au point de vue clinique et pratique.

Bien qu'il n'y ait pas de doute sur ce point que la forme la plus fréquente est celle de la tuberculose miliaire, il faut cependant faire quelques différences au point de vue de la localisation ; quelquefois les tubercules sont uniformément répandus dans l'organe tout entier ; d'autres fois, dans un seul lobe ou même seulement dans une seule partie d'un lobe. Toutes les fois que l'incision a été faite et qu'on écarte les parties molles, on voit sur la surface de l'organe dans les cas prononcés, des nodules d'une couleur blanc-grisâtre qui se distinguent facilement sur la capsule thyroïdienne et sur les coupes, par leur couleur qui diffère de celle du tissu ambiant. Même après un examen à l'œil nu, il a été impossible de les confondre avec d'autres produits pathologiques ; dans tous les cas, le microscope a rejeté le moindre doute et confirmait le diagnostic. Dans cette forme, la glande thyroïde n'a montré aucune autre anomalie qu'on puisse noter et surtout l'organe n'a jamais été augmenté de volume. Dans les cas qui servent de base au travail de Chiari, nous trouvons au contraire une hypertrophie assez considérable de la glande thyroïde (obs. I, Chiari).

Généralement ici, les nodules ne dépassent pas la grosseur d'un grain de pavot ou celui d'une tête d'épingle, d'une couleur grise ou blanc-grisâtre ; ils sont bien délimités, leur forme est tantôt sphérique, tantôt fusiforme. Il y a des formes qui sont en pleine discordance avec celles décrites plus haut et se rencontrant dans les cas où les nodules sont plus grands et caséifiés dans le tissu de la glande thyroïde. *Virchow* a trouvé un cas en 1858 chez un homme qui avait une parotidite et de la tuberculose des glandes du cou, un nodule de la grosseur d'une cerise mou et caséifié dans la glande thyroïde. *Chiari* a décrit dans son travail un cas tout à fait analogue à celui de *Virchow* (obs.) où les deux lobes de la glande thyroïde n'étaient ni hypertrophiés ni dégénérés. La tuberculose chronique se présentait comme une vaste infiltration. Le plus grand foyer tuberculeux était situé à la partie inférieure du lobe gauche, d'une grosseur à peu près équivalente à celle d'une noix ; dans l'isthme on trouva une caverne produite par le ramollissement de la masse tuberculeuse et communiquant avec les ganglions situés en avant de la glande thyroïde, cette caverne en même temps s'ouvrait à l'extérieur.

Un autre cas très intéressant est celui de Fraenkel (obs. XIII) où le parenchyme normal du tissu de la glande était remplacé par des masses jaune pâle, sans aucune organisation. La coupe était sèche sans foyer de ramollissement, quoique l'examen histologique ait démontré q 'il s'agissait d'un processus de caséification. Quant à savoir quel est le point primitif de la lésion tuberculeuse dans la glande thyroïde, c'est absolument difficile, à tel point que le parenchyme normal de la glande est complètement détruit dans les néoformations tuberculeuses et qu'une différenciation d'une partie quelconque de ce tissu est impossible.

Malgré cette caséification diffuse, Fraenkel a pu déceler la présence de nombreuses cellules géantes, par la coloration avec l'éosine.

C'est ainsi que Fraenkel après avoir découpé des morceaux de la glande thyroïde tuberculeuse et après les avoir durcis à l'alcool et préparés pour un examen microscopique est arrivé aux résultats suivants : « La genèse de la tuberculose de la glande thyroïde est attribuable au tissu interstitiel qui divise l'unique follicule de l'organe. »

Ici il y a lieu de remarquer les différentes opinions sur la question de la genèse de la tuberculose de la glande thyroïde. La plupart des auteurs (avec Fraenkel, Weigert, etc.) pensent que les éléments des tuberculoses naissent dans le tissu interstitiel et ne sont nullement une prolifération de l'épithélium alvéolaire, comme l'admettent encore Cornil et Ranvier.

Chiari qui a fait des études les plus aprofondies à ce sujet dit, « qu'on ne trouve nulle part d'exemples qui montrent une prolifération de l'épithélium alvéolaire, mais au contraire on voit, dans le voisinage de la formation tuberculeuse, cet épithelium montrer une transformation régressive ; on avait plutôt l'impression de croire que les éléments tuberculeux formés dans le tissu intertistiel avaient comprimé par leur prolifération active l'épithélium alvéolaire et rempli les alvéoles ».

L'examen de cette question est hérissé de difficultés, à tel point, que, même dans les tubercules tout jeunes, on trouve de bonne heure une caséification très marquée. Cependant, en examinant un plus grand nombre de coupes microscopiques, on peut trouver çà et là l'enveloppe du follicule (ganglionnaire) perforée sur une étendue plus ou moins grande et envahie par des cellules rondes, conservant leur forme, tassées fortement les unes contre les autres. Ces cellules apparaissent d'abord sur le revêtement épithélial de la paroi interne du follicule et se fusionnent progressivement avec lui et les autres éléments qu'il contient à un point tel que la distinction microscopique de ces deux éléments devient finalement impossible (Fraenkel).

Par d'autres coupes on apprend que c'est sous l'influence de cette infiltration tuberculeuse et grâce à la compression plus ou moins considérable dans le follicule glandulaire séparé du voisinage que ces cellules arrivent au contact de la paroi sus-jacente. En somme, la structure normale du contenu de la glande thyroïde est détruit et on voit comme effet définitif une agglomération sphérique ou ovale de petites cellules rondes arrivées aux différents degrés de la transformation régressive; dans presque tous les cas cette masse contient un mélange plus ou moins riche en cellules géantes typiques de Langhaus et constituent ainsi le tableau du tubercule.

Dans un autre cas (Fraënkel), on a trouvé des tubercules qui présentaient une caséification centrale avec une traînée de cellules épithéliales qui paraissaient bien être caractérisées par leurs formes. Là toujours il s'agissait d'une irruption de petits nodules, le plus souvent confluents, fusionnés par leurs bords et étalés en nappes plus ou moins continues, mais ici, aussi bien dans le tissu interfolliculaire que dans l'intérieur du follicule, il existait une fine infiltration sans cellules géantes; en même temps on a trouvé aussi une multitude de bacilles tuberculeux, ce qui se rencontre très rarement dans les coupes.

Ainsi, il n'y a pas de doute que dans les produits tuberculeux de la glande thyroïde on trouve des bacilles spécifiques, comme dans les autres organes, mais ils y sont en nombre très minime et conservent un certain rapport avec les cellules géantes. Weigert dans son travail bien connu, *Zur Theorie der Tuberculose Risenzellen*, a remarqué ce fait. Pour voir dans quelles proportions les bacilles se rencontrent, il n'y a qu'à se rappeler les cas de Fraënkel; sur six cas de tuberculose il a trouvé cinq fois des bacilles. Dans le sixième, quoiqu'on ait fait cinquante coupes on n'a pu déceler leur présence. Pourtant il s'agissait d'une tuberculose miliaire chez un jeune homme de quinze ans et, d'autre part, les recherches microscopiques ont démontré que ces tubercules ont les mêmes caractères histologiques que partout ailleurs.

Dans tous ces exemples, on voit que les bacilles dans la tuberculose de la glande thyroïde sont en très petit nombre; dans d'autres cas extrêmement rares, il est vrai, ils sont plus nombreux à un tel point que leur présence est facilement décelée. Il y a lieu de citer ici l'exemple de Fraënkel qui, dans quatre cas, a été obligé de faire des coupes très nombreuses, tâche très dure, et après vingt-cinq coupes, deux seulement ont pu donner des résultats : l'une avait deux bacilles, l'autre un seul; les trois autres cas étaient négatifs. Tout ceci fait conclure à Fraënkel que les bacilles dans la tuberculose thyroïdienne sont très rares.

On s'est demandé pourquoi les bacilles sont en si petit nombre; en est-il ainsi dès le commencement de la lésion, ou bien cette rareté est-elle due à leur mort rapide dans l'organisme ? D'ailleurs les recherches plus récentes ont démontré qu'en général les cellules géantes contiennent des bacilles disséminés dans leur intérieur, ceux qui occupent le centre sont ou digérés ou altérés par la cellule géante, véritable phagocyte de Metchnikoff.

D'autre part Weigert a remarqué aussi ces particularités et a été amené à dire : que nous pouvons nous attendre à la mort partielle du tubercule, si en rapport de la grandeur de la cellule géante, il y a très peu de bacilles tuberculeux et, que dans le cas contraire nous avons la mort totale c'est-à-dire une transformation ou dégénérescence graisseuse. Baumgarten est arrivé paraît-il au même résultat ; il a très bien constaté que la présence des bacilles est en rapport inverse des cellules géantes ; que la prospérité de ces dernières est entravée par la croissance rapide des bacilles tuberculeux.

Fraënkel, de son côté, a obtenu les mêmes résultats, même il a remarqué une absence complète de cellules géantes. Ici, nous arrivons à la question de savoir quel est le lieu d'élection des bacilles dans les tubercules de la glande thyroïde. On admet généralement que les bacilles se trouvent dans toutes les couches constituant le tubercule, aussi bien dans les cellules épithéliales que dans les cellules géantes. Cependant, nous avons vu que souvent ils font défaut dans le centre du tubercule. Weigert et Fraënkel se sont livrés aux recherches les plus minutieuses, et nous mentionnons deux cas concernant deux enfants de neuf mois morts de tuberculose miliaire. Chez tous les deux, on a trouvé des cellules géantes ; en outre, dans un, on a rencontré deux bacilles ; dans l'autre , quatre. Ici, les bacilles se trouvaient soit à la périphérie du noyau cellulaire, soit à la jonction du noyau avec la partie qui l'entoure.

Observation

(Due à l'obligeance de M. Bérard.
Service de M. le Professeur Poncet.)

Jeune homme, B..., âgé de vingt-trois ans, né à Gonsselin (Isère), vient à la clinique de M. le professeur Poncet, salle Saint-Philippe n° 2, au mois de septembre 1888, pour être opéré d'une petite tumeur à la région thyroïdienne droite, apparue il y a deux ou trois mois, et qui depuis a progressé peu à peu sans déterminer des troubles fonctionnels notables. A son entrée, la tumeur est nettement visible au premier coup d'œil, faisant saillie à la région supérieure du lobe droit thyroïdien. Elle était absolument limitée à la région sus-hyoïdienne droite. La tumeur est franchement fluctuante à la palpation, mate à la percussion. Mais, pour avoir cette fluctuation, il faut procéder avec attention, à cause de la mobilité des parties molles qui glissent et fuient le plan résistant. La peau n'est ni adhérente, ni rouge, ni amincie à ce niveau. Pas de douleur à la pression.

Pour délimiter la tumeur, il suffisait de commander au malade d'exécuter quelques mouvements de déglutition et on constatait sa mobilité en même temps que les mouvements d'ascension et de descente du larynx. Ce signe permet de croire qu'il s'agissait bien d'une tumeur de la glande thyroïde.

L'état général du malade n'est pas excellent ; à ce moment, il est allé en Algérie, à Blidah, où il était commis des postes, parce qu'il avait, dit-il, les bronches délicates et que sa voix était couverte : aucun phénomène de compression, soit du côté du sympathique, soit du récurrent. Dans les régions où il a habité, il ne se souvient pas d'avoir vu beaucoup de goitres.

Le diagnostic porté était celui de collection thyroïdienne, probablement adénome kystique. Le malade est opéré deux jours après par M. Bérard, remplaçant M. le professeur Poncet; incision sur le kyste qui est bien enchâssé au sommet du lobe droit thyroïdien ; ne présentant pas une surface lisse, et qui, au cours de tentatives d'énucléation, se crève pour donner écoulement à un grumeleux abcès froid, avec quelques débris fongueux ; il n'y avait pas de grains jaunes qui puissent nous faire croire à l'actinomycose ; pansement à plat, et le malade part guéri huit jours après l'opération. Il s'agissait donc ici, soit d'une tuberculose primitive, soit d'une tuberculose secondaire aux lésions laryngo-trachéales très discrètes qu'offrait le malade.

Dix mois après il revient à la clinique de M. le professeur Poncet, présentant tous les signes d'une ostéite de l'os iliaque gauche et d'une arthrite fongueuse du genou correspondant.

L'abcès est incisé, de profondes pointes de feu sont appliquées sur l'articulation : quinze jours après, le malade mourait de septicémie.

On pouvait donc conclure de cette observation que la tuberculose, d'abord localisée à la glande thyroïde, avait été la cause directe de l'ostéite et de l'arthrite.

Observation II

(Schwartz, abcès tuberculeux du corps thyroïde.)

(*Archives de laryngologie.*)

Homme de trente ans, adressé à Schwartz par le Dr Luc, avec diagnostic suivant : Néoplasme probable du corps thyroïde, avec paralysie du nerf récurrent droit, donnant lieu à des troubles laryngés.

Cet homme en effet présentait au niveau de la partie droite du cou une tuméfaction assez notable, sans changement de coloration de la peau ; rien qui indiquât une inflammation de la région. Quand on interroge le malade, il répond d'une voix éraillée : que jusqu'au mois de septembre 1893 il avait joui d'une excellente santé, qu'il n'avait jamais eu d'enrouement, jamais rien du côté de la gorge. Il fut pris à cette époque d'un enrouement qui disparut au bout de quelques jours pour se reproduire peu de temps après, mais sans douleurs, sans gonflement du cou. Après être devenu ainsi intermittent, l'enrouement persista, devint plus intense et s'accompagna de douleurs, surtout au moment de la déglutition. Pendant la nuit, il ressentait des élancements dans le côté droit du cou. L'enrouement dura tout l'hiver, la voix était rauque, sans être éteinte. Il y a six semaines, vers la fin du mois d'avril 1899, apparut un nouveau symptôme : l'augmentation de volume de la partie droite du cou.

Le 29 mai, il alla consulter le médecin, qui pratiqua l'examen laryngoscopique et trouva que la corde vocale droite restait immobile pendant la phonation : cela dénotait une paralysie du nerf récurrent droit, probablement par compression. A l'examen de l'état général, rien de particulier, la santé est relativement bonne ; il n'a pas maigri, mais il a le teint toujours pâle ; aucune trace d'antécédents pathologiques ; ni tuberculose, ni syphilis. Il n'a eu, dans ces derniers temps, aucune maladie infectieuse.

Lorsqu'on regarde son cou on remarque, au niveau de la région droite, une notable tuméfaction faisant saillie à la partie inférieure, sans que la peau ait changé de couleur à ce niveau. Cette tuméfaction ne se prolonge, ni sur la partie médiane, ni sur la partie latérale gauche du cou. Elle reste absolument limitée à la région sous-hyoïdienne droite. La saillie de la pomme d'Adam se voit très nettement, et semble légèrement repoussée à gauche.

La tuméfaction est rénitente à la palpation ; on trouve même une véritable fluctuation, mais il faut la rechercher, car elle est difficile à constater à cause de la mobilité des parties qui glissent sur la colonne vertébrale et fuient ainsi le plan résistant. La peau est mobile sur la tuméfaction. Lorsqu'on cherche à délimiter celle-ci par le toucher, elle semble adhérer à l'arbre laryngo-trachéal ; et en effet, en faisant faire au malade des mouvements de déglutition, on constate qu'elle suit le mouvement d'ascension et de descente du larynx. Ce signe permet d'affirmer qu'il s'agit d'une tuméfaction du corps thyroïde. Il existe des cas où la vue des mouvements d'une tumeur du corps thyroïde n'est pas très nette ; il faut alors saisir cette tumeur à plein doigt et faire boire le malade ; on sent ainsi les doigts entraînés par les mouvements du larynx. Dans ce cas, l'inspection suffit.

A la palpation on obtient un son absolument mat. D'après cet examen, on conclut qu'il s'agit d'une tuméfaction du corps thyroïde qui a évolué en six semaines concomitante avec un enrouement très marqué. On a remarqué aussi une inégalité pupillaire, la pupille droite plus petite que la gauche.

La paralysie laryngée est expliquée par les rapports du nerf récurrent avec la partie latérale du corps thyroïde ; l'inégalité pupillaire, par compression du grand symphatique, qui passe en avant de la colonne vertébrale et en dehors du paquet vasculo-nerveux du cou.

D'après cet examen, on a porté le diagnostic d'une tumeur ou plutôt d'une tuméfaction du corps thyroïde avec des troubles du côté du larynx et de la pupille par suite de compression du récurrent et du grand sympathique du côté droit.

Mais il s'agit alors de déterminer de quelle nature est cette tumeur. En raison de la rénitence qu'on sent à la palpation, il n'est pas admissible que ce soit un véritable néoplasme. Les tumeurs qu'on rencontre dans cette région comme les sarcomes, les épithéliomas, sont des néoplasmes malins, s'accompagnant de douleurs extrêmement intenses. On y peut aussi rencontrer des tumeurs solides pouvant être kystiques; on a alors, à côté de parties liquides, des parties solides. Si la résistance était partout la même, il s'agirait d'une collection dans le corps thyroïde.

La première impression fait penser à un kyste ; puisque son développement était lent, point des caractères inflammatoires d'une thyroïdite suppurée. Mais la ponction a démontré non pas un liquide clair et transparent, mais un liquide franchement purulent.

D'autre part, dans les kystes suppurés, les phénomènes inflammatoires sont très intenses ; douleurs violentes, accompagnées de compression de la trachée. Ici, il paraît que les choses ne se sont pas passées ainsi ; la collection s'est développée à froid. Les abcès, d'autre part, sont accompagnés de phénomènes très graves ; leur évolution est très rapide; la mort ne se fait pas attendre.

Le diagnostic porté était : abcès tuberculeux du corps thyroïde. L'examen bactériologique ne contenait pas de microbes pyogènes. On a inoculé à des cobayes ; après deux ou trois semaines, ceci a démontré qu'il s'agissait bien d'un abcès tuberculeux.

On a fait l'incision couche par couche pour éviter les troncs veineux (en les coupant entre deux ligatures) ; on a trouvé une cavité anfractueuse avec brides saillantes constituant des diverticules. On a drainé et, au bout de quatre jours, on a mis des mèches de gaze iodoformée ; on a revu le malade. Son état est excellent.

Observation III

(Fraenkel : *Archives de Virchow.*)

C'est un garçon âgé de cinq ans, traité pendant longtemps, par les chirurgiens pour une carie localisée sur différentes parties des extrémités et qui est entré dans le service le 27 juillet 1885, présentant une grande émaciation. Pendant l'examen extérieur, mon attention fut attirée par une tumeur considérable, située au niveau de la glande thyroïde; celle-ci, après dénudation, s'est présentée comme une tumeur assez dure, de couleur blanc-jaunâtre, refoulant loin en arrière le larynx la tranchée et dépassant à gauche la ligne médiane ; ce n'était autre chose que le lobe droit transformé. La moitié droite de l'isthme de la glande thyroïde montrait aussi les mêmes altérations, tout le reste de la glande était normal et ne présentait qu'une petite partie altérée. A la section du lobe droit on n'a pu rencontrer une seule parcelle de parenchyme normal; il était remplacé par des masses jaunes ou blanc-grisâtre sans aucune organisation ; la coupe était absolument sèche et on n'y trouvait aucun foyer de ramollissement. La partie supérieure de la tumeur, dont l'enveloppe n'était perforée à aucun endroit, ne paraissait pas bien lisse ; aucune communication anormale entre elle et la trachée ; les ganglions lymphatiques du voisinage, très hypertrophiés, montraient une caséification diffuse sans ramollissement. Pour les autres sections, je ne mentionne qu'une caséification générale avec hypertrophie des ganglions du médiastin antérieur et postérieur, et de ceux de la cavité abdominale, ainsi que la présence d'un tubercule de la grosseur d'un noyau de cerise, sur le péricarde du ventricule gauche et pénétrant dans le muscle cardiaque.

Après cette observation, Fraenkel dit qu'il n'est pas douteux que la glande thyroïde était le foyer d'un processus de caséification et que l'examen histologique a entièrement confirmé le diagnostic. Quant à savoir quel est le point primitif de la lésion tuberculeuse, c'était impossible. L'examen microscopique confirmant le diagnostic montra que le parenchyme normal de la glande thyroïde était complètement détruit par les néoformations tuberculeuses, si bien qu'une différenciation d'une partie quelconque de ce tissu n'était possible ni sur des sections colorées, ni après coloration, suivant les méthodes employées. Néanmoins, malgré la caséification diffuse, il a pu déceler la présence de cellules géantes, qui logeaient dans cette masse de détritus et qui se laissaient mieux déceler par la coloration à l'éosine ; les couleurs basiques, au contraire, ne donnaient aucun résultat utile, même après une action assez prolongée.

Observation IV

(Chiari, n° 1.)

Le malade est une jeune femme, âgée de vingt et un ans. L'autopsie a fait découvrir : tuberculose chronique aux deux sommets, tuberculose miliaire dans tout le poumon, le foie, la rate et les reins. Utérus partum depuis trois jours. La glande thyroïde est légèrement hypertrophiée, avec dégénérescence colloïde. On trouve dans le parenchyme de petites et nombreuses granulations grisâtres, de la grosseur d'un grain de millet.

Observation V

(Chiari, n° 2.)

Homme âgé de quarante-neuf ans. Autopsie : tuberculose chronique, avec cavernes nombreuses au sommet gauche, de la grosseur d'une cerise. Tuberculose laryngée et trachéale, engorgement des ganglions lymphatiques du cou. Ulcérations tuberculeuses dans le cæcum et l'iléon. La glande thyroïde n'est point hypertrophiée, pas de dégénérescence colloïde; la tuberculose chronique se présente comme une vaste infiltration tuberculeuse. Le plus grand foyer tuberculeux est à la partie inférieure du lobe gauche ; sa grosseur est à peu près celle d'une noisette. Vers la partie inférieure du lobe droit se trouvent des tubercules de la grosseur d'une tête d'épingle, communiquant avec les lymphatiques.

Observation VI

(Chiari, n° 3.)

Il s'agit d'une femme âgée de trente et un ans. Autopsie : tuberculose des sommets, tuberculose miliaire dans le reste du poumon, dans le foie, la rate, les reins, et dans les méninges de la base du cerveau. Dans les parties ramolies qui sont plus nombreuses, on trouve des noyaux tuberculeux blanc-grisâtre.

Observation VII

(Chiari, n° 4.)

Un homme âgé de vingt-quatre ans. Autopsie : tuberculose phtisique des deux poumons; tuberculose laryngée; tuberculose des ganglions lymphatiques, du cou, du foie et de la rate. Tuberculose du gros intestin. La glande thyroïde n'est point hypertrophiée par de la dégénérescence colloïde. Dans le centre de l'isthme, on voit un noyau entouré par une infiltration formée de tubercules miliaires.

Observation VIII

(Chiari, n° 5.)

C'est un jeune homme âgé de seize ans. Autopsie : tuberculose chronique des sommets. Ulcération tuberculeuse dans le gros intestin et l'intestin grêle. Tuberculose des ganglions lymphatiques du cou, du thorax, etc. A la paroi postérieure du pharynx, des tubercules de la grosseur d'une lentille. La glande thyroïde n'est pas hypertrophiée; pas de dégénérescence colloïde. Dans le centre du lobe gauche, on voit un foyer d'infiltration non limité, envoyant des prolongements bien visibles.

Observation IX

(Chiari, n° 6.)

C'est un jeune homme de vingt-quatre ans. Autopsie : « Tuberculose phtisique des deux sommets ; tuberculose du larynx, de la trachée, du pharynx et des ganglions lymphatiques du cou et des bronches. Ulcérations tuberculeuses de l'iléon, cæcum et côlon ascendant, avec tuberculose des ganglions mésentériques. Stéatose hépatique. Dans les deux lobes de la glande thyroïde qui ne présente ni dégénérescence colloïde ni hypertrophie, la tuberculose chronique se présente comme une vaste infiltration tuberculeuse. Le plus grand foyer tuberculeux est à la partie inférieure du lobe gauche, sa grosseur est celle d'une noix. Dans l'isthme, on trouve une caverne produite par le ramollissement de la masse tuberculeuse, qui communique avec une caverne d'un ganglion (ramolli) placé devant la glande thyroïde et, par cette caverne, communique à l'extérieur par une ouverture de la peau de la grandeur d'une pièce de 50 centimes.

Observation X

(Chiari, n° 7.)

Homme âgé de vingt-quatre ans. Autopsie : tuberculose généralisée dans le parenchyme pulmonaire, le foie, la rate et les reins. Dans la dégénérescence colloïde, on trouve de nombreux nodules qu'on distingue bien facilement des autres produits pathologiques.

Observation XI

(E. C. Perry, *Tuberculose de la glande thyroïde.)*

La section microscopique de la glande thyroïde montre la tuberculose miliaire.

Jeanne H..., âgée de dix ans, entra à l'hôpital chez le Dr Wooldridge. Elle est morte d'une méningite tuberculeuse. A l'autopsie, on a trouvé les poumons caséeux, et l'un d'eux était suppurant. La glande thyroïde présentait un volume normal. Elle contenait de nombreux nodules blanc-jaunâtre du volume d'un grain de millet.

On a trouvé aussi des tubercules dans les poumons, les reins, la rate, la capsule surrénale et dans les intestins (3 février 1891).

Observation XII.

(Arthur Voelcker, *Tuberculose.*)

Dans trois cas de tuberculose généralisée chez des enfants on a trouvé dans la glande des tubercules miliaires et l'examen microscopique a confirmé le diagnostic (9 mai 1891.)

CHAPITRE III

SYMPTOMES ET DIAGNOSTIC

Nous ne ferons ici aucune description anatomique même sommaire de la région qui nous intéresse, et nous ne retiendrons que ceci : c'est un espace losangique, compris entre les deux sterno-cléïdo-mastoïdiens, se rejoignant à la fourchette sternale, et limité en haut par l'os hyoïde. C'est bien dans cet espace ainsi limité que nous rencontrons toutes les lésions du corps thyroïde.

Cette glande semble être un milieu très favorable au développement de divers processus pathologiques tels que, goitre, cancer, sarcome ; ou encore pour les différentes maladies inflammatoires et, notamment, pour la tuberculose dont l'étude fait l'objet de notre travail.

On décrivait autrefois, sous le nom de *goitre aigu*, l'inflammation du corps thyroïde ; le terme *thyroïdite* lui convient mieux. Cette inflammation se présente sous deux formes bien différentes : tantôt elle frappe une glande saine : c'est la *thyroïdite* proprement dite ; tantôt elle se développe dans une glande déjà modifiée par le goitre : ce que les auteurs allemands appellent *strumite*.

Il en est peut-être ainsi dans l'observation de Chiari, où, à part la dégénérescence colloïde, il y avait une notable hypertrophie de la glande thyroïde.

Quoi qu'il en soit, il n'y aura pas lieu pour nous de distinguer ces deux modes d'évolution de l'inflammation, celle-ci produisant dans les deux cas les mêmes effets pathologiques, ce qui nous est d'ailleurs démontré par les deux observations de Chiari.

La thyroïdite se présente généralement (dans les cas prononcés), sous la forme d'une tumeur plus ou moins volumineuse et, au premier abord, on est souvent bien embarrassé de porter un diagnostic ; c'est ce qui arrive dans les cas où une fluctuation bien prononcée peut laisser croire à une adénome ou à un goitre kystique, ce dernier cas étant de beaucoup le plus fréquent.

Cette incertitude dans le diagnostic peut subsister jusqu'à l'intervention et cesser seulement soit à l'aspect extérieur de la tumeur dénudée, soit même à l'examen de son contenu.

Dans tous les cas, dès que l'on a à examiner un malade que l'on soupçonne d'être atteint d'une tumeur de la région thyroïdienne, il faut chercher d'abord si la tumeur fait réellement partie de la glande thyroïde. Si la tumeur est thyroïdienne, elle suivra les mouvements de descente et d'ascension du larynx, pendant la déglutition. La simple constatation par la vue de ces mouvements ne permet pas toujours d'affirmer nettement qu'il s'agit d'une tumeur du corps thyroïde. Il existe, en effet, des cas où l'on ne voit pas bien ces mouvements provoqués de la tumeur. Il faut alors saisir la tumeur à pleins doigts et faire boire le malade : on sent ainsi très nettement les doigts entraînés par les mouvements du larynx. Dans deux de nos cas (obs. de M. Poncet et obs. de Schwartz) la simple vue a été suffisante pour porter le diagnostic.

A la palpation, les tumeurs de ce genre sont ou solides ou fluctuentes. Par leur volume plus ou moins considérable, elles peuvent évidemment produire des désordres fonctionnels très divers, dont les plus fréquents sont : soit l'inégalité pupillaire (dans le cas où un seul lobe est atteint), par compression du grand sympathique ; soit des troubles de la voix par compression du nerf récurrent. Ces deux phénomènes ont été constatés simultanément dans l'observation de Schwartz.

Il y a même des cas où ces troubles sont prononcés à un point tel que l'examen laryngoscopique fait découvrir une paralysie de la corde vocale du côté correspondant à la tumeur.

Mais, en général, ces troubles de la phonation se limitent à un simple enrouement.

Outre les troubles précédents, il est logique, suivant le volume de la tumeur, de constater de la dyspnée, de la dysphagie, conséquences de la compression de la trachée ou de l'œsophage ; les veines superficielles du cou sont gonflées, la face cyanosée, en même temps qu'il y a des vertiges et de la céphalalgie.

Mais tous ces symptômes peuvent être également attribués à toute tumeur quelconque de la région. Il en existe heureusement d'autres qui peuvent nous mettre sur la voie du diagnostic : en premier lieu, la rénitence, bien que cette dernière puisse être aussi attribuée à un kyste ; dans ce dernier cas, la marche et la ponction nous éclaireront ; en outre, dans le kyste, à côté de parties liquides, on rencontrera des parties solides.

Si la plupart du temps les tumeurs de la région ont le caractère d'un kyste, c'est que leur développement est également lent; et, pour savoir s'il s'agit d'un kyste suppuré, il y aura à se rappeler que, dans ce cas, les phénomènes inflammatoires sont très intenses, qu'il y a des douleurs, violentes parfois. Dans la thyroïdite ou la tuberculose de la glande thyroïde, au contraire, les phénomènes ne se passent pas de même : la collection se développe *à froid*. C'est ce qui a eu lieu dans le cas du malade de M. le professeur Poncet, chez lequel la tumeur a évolué pendant trois mois, insensiblement, sans aucun trouble fonctionnel.

Là, le moyen le plus sûr pour porter un diagnostic définitif, c'est la ponction : l'aspect du pus et l'examen bactériologique suffiront pour nous éclairer; s'il s'agit d'une thyroïdite tuberculeuse, on trouve soit des bacilles spécifiques — ce qui peut manquer d'après Fraenkel, — soit d'autres éléments qui nous indiqueront la vraie nature tuberculeuse de la lésion (cellules géantes, etc.).

D'autre part, pour différencier une tumeur tuberculeuse d'un néoplasme, nous nous rappellerons la communication de M. le professeur Poncet au Congrès de chirurgie de Paris 1899. Les néoplasmes, — sarcomes ou épithéliomas, — s'accompagnent de douleurs extrêmement intenses, véritables névralgies de la tête et du cou, torturant le malade; puis, ces troubles hâtent l'affaiblissement du sujet; la peau ne s'ulcère que très rarement; le myxœdème n'existe pas, soit parce qu'il n'y a pas de destruction physiologique, soit en raison de la marche rapide; nous tiendrons aussi un grand compte de l'âge du malade, de l'accroissement rapide du volume du cou, et de la cachexie particulièrement prompte et grave.

On pourrait quelquefois hésiter entre le diagnostic de

tuberculose et d'actinomycose; cette dernière évolue beaucoup plus rapidement, cherche bientôt à se faire jour au dehors, et son pus est caractérisé par la présence des grains jaunes.

Quand au goitre, sa marche est plus lente, son aspect particulier et ses symptômes lui sont propres : myxœdème, exophtalmie, etc. Il est absolument indolore par lui-même et ne peut devenir douloureux que par les phénomènes de compression.

Nous ne réserverons pas une grande place au traitement de la tuberculose de la glande thyroïde : il ne présente rien de bien particulier et participe à la fois de celui du goitre et de celui de la tuberculose; nous le résumerons donc ainsi : incision et drainage au point de vue chirurgical, et traitement médical général de la tuberculose.

CONCLUSIONS

En nous basant sur les neuf observations que nous avons recueillies dans la littérature chirurgicale (dont une personnelle communiquée par M. Bérard et observée à la clinique de M. le professeur Poncet), nous pourrons essayer de fixer la pathogénie de la tuberculose de la glande thyroïde, en disant que :

I. La tuberculose de la glande thyroïde, quoique très rare, présente ici les mêmes caractères que dans n'importe quel autre tissu.

II. Elle paraît être dans la majorité des cas, consécutive à une tuberculose miliaire aiguë; elle est plus rare dans la tuberculose à marche chronique (10 fois sur 12).

III. La forme primitive, qui a la forme d'un abcès froid, est bien moins fréquente, à un point tel, que l'on n'a jusqu'à présent que deux ou trois observations.

IV. Cette tuberculose est caractérisée par la présence de nodules plus ou moins grands, souvent ramollis et capables parfois de donner des désordres fonctionnels par compression.

V. Toute intervention directe dans la tuberculose est inutile; au contraire, dans les formes primitives, l'intervention immédiate par incision et drainage est indiquée à cause des troubles fonctionnels et de la marche, qui est celle d'un abcès froid.

BIBLIOGRAPHIE

SCHWARTZ, Abcès tuberculeux de la glande thyroïde (Archives de laryngologie, 1894, t. VII).

H CHIARI, Uber Tuberculose der Schilddrüse (Mediziniche Järhbucher, 1878).

E. FRAENKEL, Uber Schilddrüsentuberculose (Archives de Virchow, v. CIV).

E.-C. PERRY, Tuberculosis of the thyroïd gland.

ARTHUR VOELCKER M. D., Tuberculosis.

COLLET, Précis de path. interne.

TABLE

Lyon. — Imp. A. Rey, 4, rue Gentil. — 21970

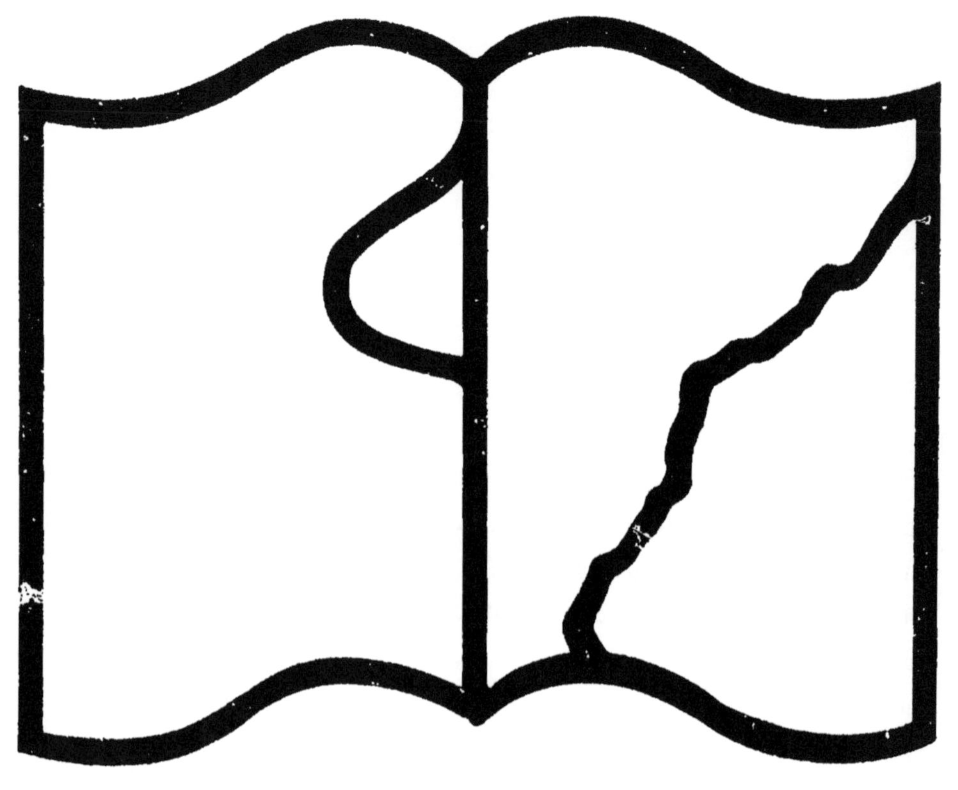

Texte détérioré — reliure défectueuse

NF Z 43-120-11

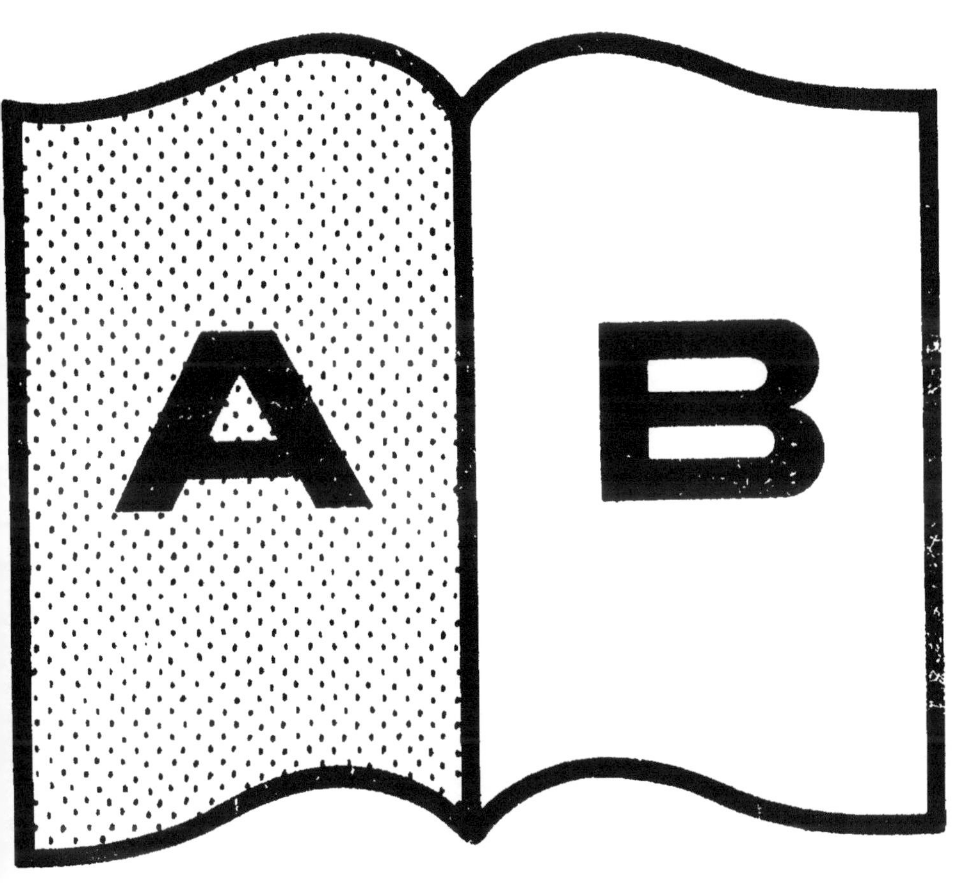
A
B

www.ingramcontent.com/pod-product-compliance
Ingram Content Group UK Ltd.
Pitfield, Milton Keynes, MK11 3LW, UK
UKHW020218200726
13856UKWH00004B/1471

9 782013 585255